# Recetas Naturales

para curar:

# El Asma, El Asma Bronquial, Bronquitis, Rinitis-Sinusitis

# Recetas Naturales

## para curar:

# El Asma, El Asma Bronquial, Bronquitis, Rinitis-Sinusitis

**Por: Silvia Alvarez**

Mayo 2020

Primera Edición: Mayo 2020
KDP ISBN No.  9798647587800
Editado por Silvia Alvarez

# INDICE

# Bibliografía.

Consultas:

- ✔ Dr. Alonso Vega.
- ✔ Dirección Nacional de Medicamentos: Programa de Educación Sanitaria que aborda temas relacionados al uso y consumo racional de medicamentos.
- ✔ Consejos Dr Sebastian Malek, Dr Mario Solórzano.

Fotos: PxFuel, The Stocks.

# INTRODUCCIÓN

Los productos naturales tienen un común objetivo de prevenir y tratar las enfermedades, este tipo de medicina es una mezcla de todas aquellas habilidades curativas que han formado parte del patrimonio cultural de cada nación. Su empleo data de los tiempos remotos, en los que el hombre buscaba remedio para sus males en la naturaleza. En este libro les presentamos las hierbas que se consideran las mas empleadas, también te indicamos con precisión para que y como se preparan las hierbas mencionadas, las fotos facilitan la comprensión de cada receta.

Acá reunimos algunas recetas que se utilizan para curar desde una gripe hasta el asma que es la enfermedad central que estaremos tratando en este libro.

Los antiguos pobladores de la tierra, nuestros antepasados, sabían como utilizar estas recetas naturales. Curar con las plantas es tan viejo como la misma gente. En consecuencia, ahora sabemos que con las hierbas podemos curarnos a nosotros mismos.

Este libro fue escrito con el compromiso de ofrecer el testimonio de curación que se puede obtener con la utilización constante de estas recetas, por los que los invito a leerlo y consultarlo, con la esperanza de que pueda ser útil en la sanación completa de todo aquel que así lo necesite.

# CAPITULO 1

## QUE ES EL ASMA :

El asma es una afección en la que se estrechan y se hinchan las vías respiratorias, lo cual produce mayor mucosidad. Esto podría dificultar la respiración y provocar tos, silbido al respirar y falta de aire.

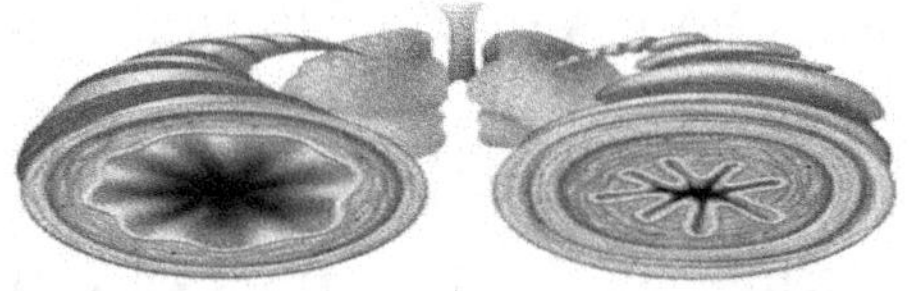

## DESENCADENANTES DEL ASMA:

Sustancias que se encuentran en el aire, como polen, ácaros del polvo, esporas de moho, caspa de mascotas o partículas de residuos de cucarachas, actividad física (**Asma** provocada por el ejercicio) Aire frío. Contaminantes del aire e irritantes, como el humo.

## RECOMENDACIONES PARA CONTROLAR EL ASMA:

1) Realiza ejercicios respiratorios a diario.

2) Realiza deporte con precaución.

3) No fumar, no visitar ambientes con humo.

4) Cuando viajes mantén bajo control el asma.

5) Toma todos los días tu medicación, incluso aunque no sufras síntomas.

6) Nunca abandones el tratamiento por tu cuenta.

7) Consulta siempre a tu médico antes tomar nuevos fármacos.

8) Aprende a usar bien tu inhalador.

9) Aprende a reconocer y actuar ante las crisis.

10) Has Ejercicio con regularidad, te ayudará a fortalecer tu respiración.

# ¿EL ASMA SE PUEDE CURAR?

El  Asma es una enfermedad crónica y no tiene una cura definitiva según los médicos.  El tratamiento otorgado por los médicos, permite que, en la mayoría de los casos, se pueda controlar y tener una vida normal. **Los Remedios Naturales** pueden ayudar a curar  de forma definitiva esta afección, pero debemos ser constantes hasta ver los resultados que esperamos. A continuación te doy una serie de recetas con ingredientes naturales, que normalmente los tenemos en casa, son muy fáciles de preparar, toma nota:

## RECETAS NATURALES PARA CURAR  EL ASMA

### 1.- Receta No. 1. CEBOLLA Y LIMÓN:

### Ingredientes:

02  Cebollas
02 Cucharadas de Miel
02 (Jugo de limones)

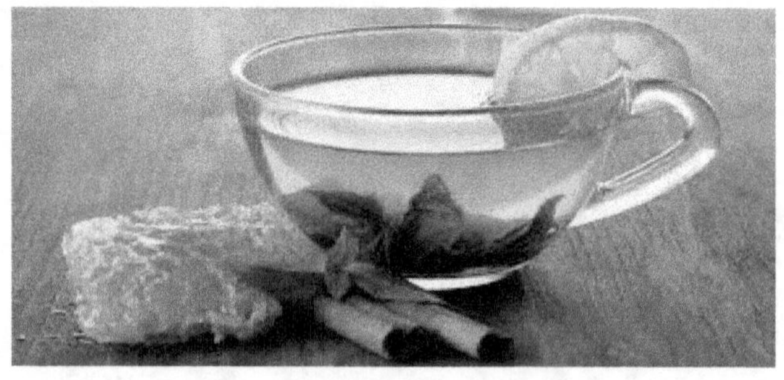

**Preparación:**

Cocina en una sartén 2 cebollas en rodajas por 2 minutos. Añada  un litro de agua, deja que se reduzca el agua hasta 1/3, añada el jugo de los 2 limones, deja reposar, agrega 02 cucharadas de miel, cuela, colocalo en un frasco. Toma 2 Cucharadas 3 veces al día.

## 2.-  Receta No. 2. JENGIBRE:

### Ingredientes:

01 Raíz de Jengibre

### Preparación:

Colocar en un olla pequeña una taza de agua, y agregar 1/2 raíz de jengibre picada en trozos, una vez que hierba,  tomar en forma de té, en ayunas y por la noche, mínimo por tres meses.

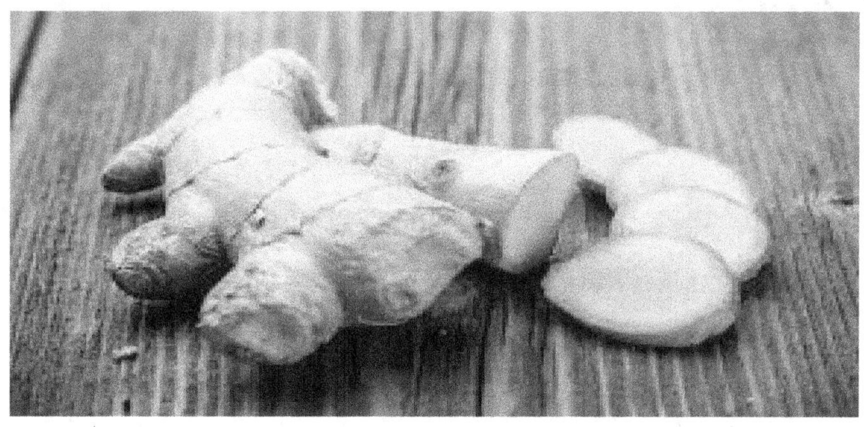

# 3.- Receta No. 3. CÚRCUMA:

## Ingredientes:

01 Cúrcuma en polvo

## Preparación Receta No. 3:

Colocar en el fuego, en una olla pequeña una taza de agua, y agregar una cucharadita de cúrcuma, tomar en forma de té, dos veces al día: en ayunas y por la noche.

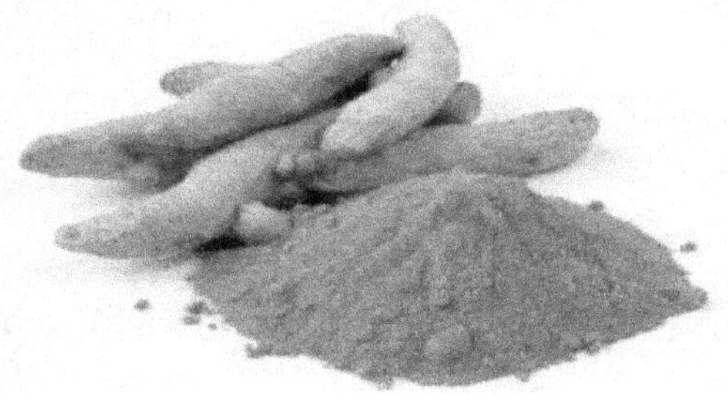

# 4.- Receta No. 4. EUCALIPTO:

## Ingredientes:

01 Ramas de Eucalipto

## Preparación:

En una olla, agregar una taza de agua, y  varias hojas de eucalipto, tomar  en ayunas y por la noche.

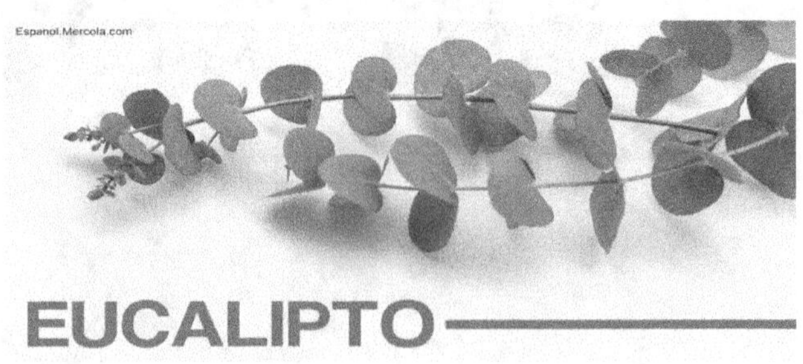

# 5.- Receta No. 5:  MIEL, LIMÓN Y JENGIBRE:

## Ingredientes:

01 Taza de Miel

02 Limones (Jugo de Limón)

01 Raíz de Jengibre (pequeña)

## Preparación:

Colocar en la licuadora, luego colocar en un frasco de vidrio guardar dentro de la nevera (cada día sacar en un pequeño envase (3 tomas) lo que vas a tomar, esto para que no lo tomes frio de la nevera, tomalo tres veces al día.

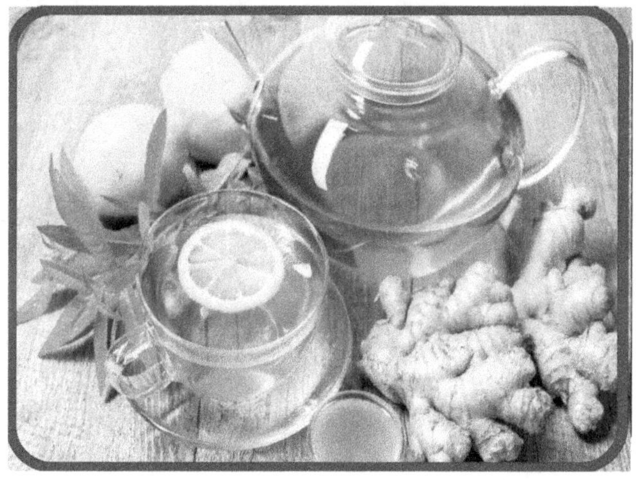

**6.-    Receta No. 6. LIMÓN, NARANJA, ZANAHORIA:**

**Ingredientes:**

1/2 Limón (jugo)
03 Zanahorias
01 Naranja
01 Vaso de Agua

**Preparación:**

Colocar en la licuadora el jugo de naranja, el jugo de limón, picar las zanahorias en trozos pequeños, junto con el vaso de agua. Luego tomar 3 veces al día.

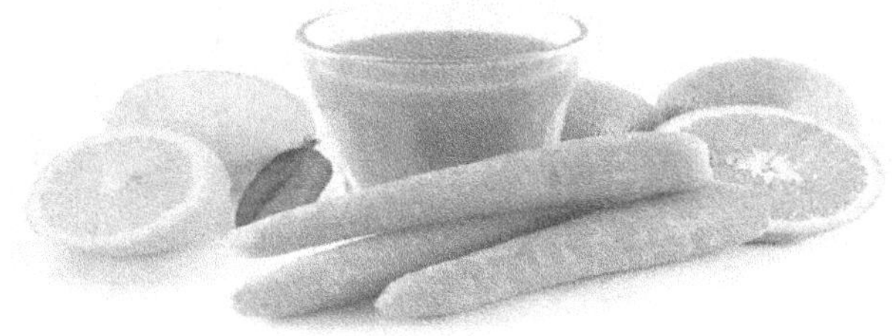

# 7.- Receta No. 7: ACEITE DE MOSTAZA CON ALCANFOR:

## Ingredientes:

Aceite de Mostaza
Alcanfor

## Preparación:

Colocar en un envase una cucharada de Aceite de Mostaza, agregar el alcanfor y masajear el pecho y la espalda, esto ayudara a la persona a respirar mejor.

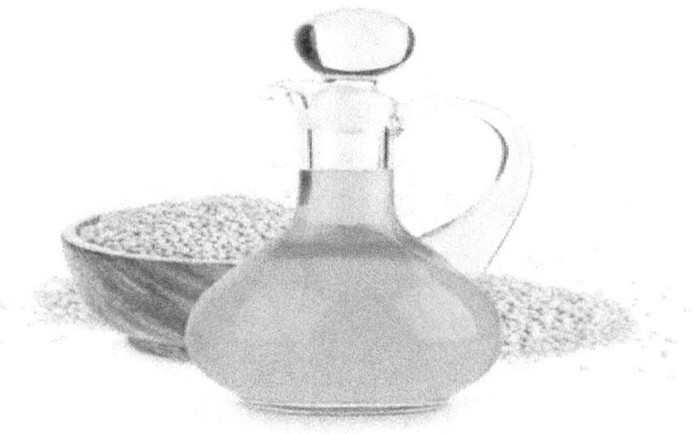

# CAPITULO 2

## EL ASMA BRONQUIAL:

**El Asma Bronquial:** Es una enfermedad pulmonar, producida por la inflamación y estrechamiento de las mucosas de los bronquios, impidiendo la correcta entrada y salida del aire de los pulmones.

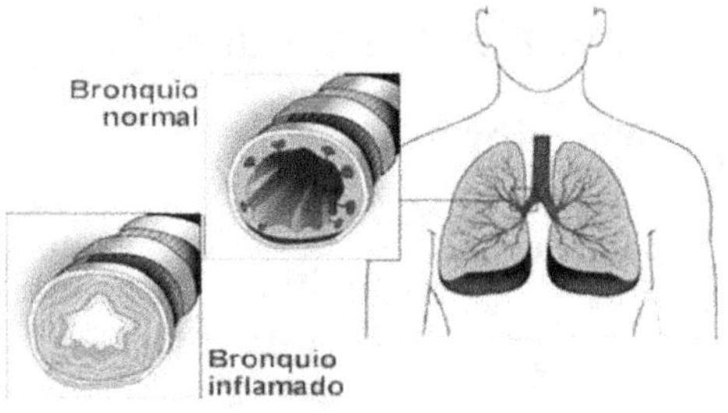


A continuación presentamos varias Recetas con productos Naturales que la combaten efectivamente realizándolas con constancia:

# RECETA No. 1. CEBOLLA, LIMÓN, AJO, JENGIBRE, MIEL:

## Ingredientes:

02 Cebollas (Moradas preferiblemente )
07 Limones
04 Ajos
1/2 raíz de jengibre
01 taza de Miel de abejas

## Preparación Receta No. 1:

Colocar todo en la licuadora sin la miel, luego colar, agregarlo en un recipiente de vidrio y agregar la miel, tomar 3 veces al día por 20 días continuos, parar por 10 días, volver a retomar por 20 días mas y descansar por 10 días, repetir este tratamiento hasta que el asma desaparezca por completo, muchos pacientes han sanado de asma totalmente, hay testimonios que así lo certifican.

Mi hijo empezó a tomar este tratamiento hace 20 días, y han disminuido los episodios de asma bronquial, con esta expectativa, lo va a repetir mínimo por 4 meses, confiando que sanará por completo.

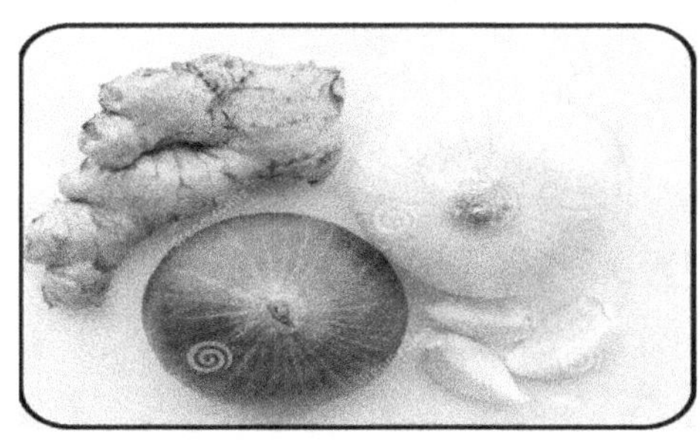

# RECETAS NATURALES PARA LA TOS ASMÁTICA:

**1. JENGIBRE Ó KION:** El té de jengibre es una alternativa natural para aliviar el asma, pues posee propiedades bronco dilatadoras que ayudarán a respirar mejor. Este efecto inhibe una enzima que hace que los músculos de las vías respiratorias se contraigan, y al mismo tiempo activa otra enzima que relaja las vías respiratorias.

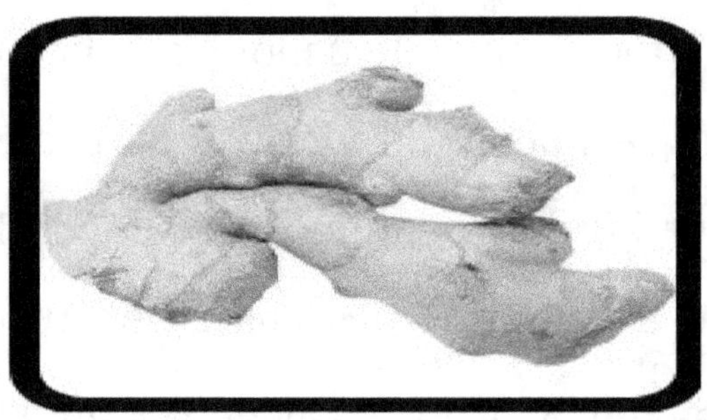

**2. CEBOLLA:** Gracias a que posee un flavonoide llamado quercetina, la cebolla ayuda a relajar los bronquios y a disminuir la constricción de las vías respiratorias. Entre sus compuestos, también se encuentra los tiosulfinatos, el cual se le conoce por sus propiedades antiasmáticas.

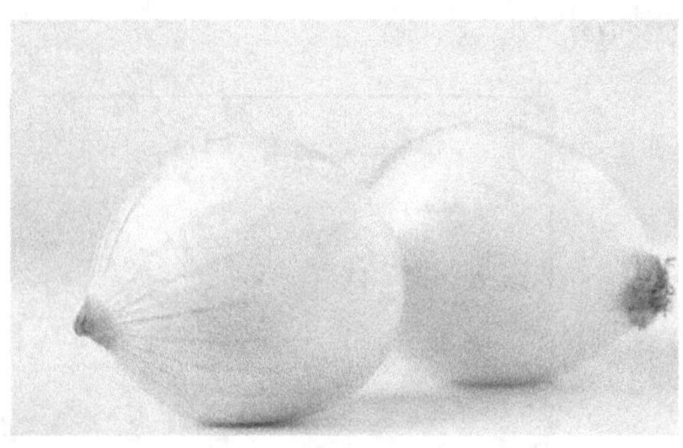

# RECETAS NATURALES No. 3-4:

**3. AJO.** Anteriormente, el ajo era usado como medicamento natural gracias a sus propiedades anti-inflamatorias. De hecho, el extracto de ajo reduce significativamente la inflamación de las vías respiratorias.

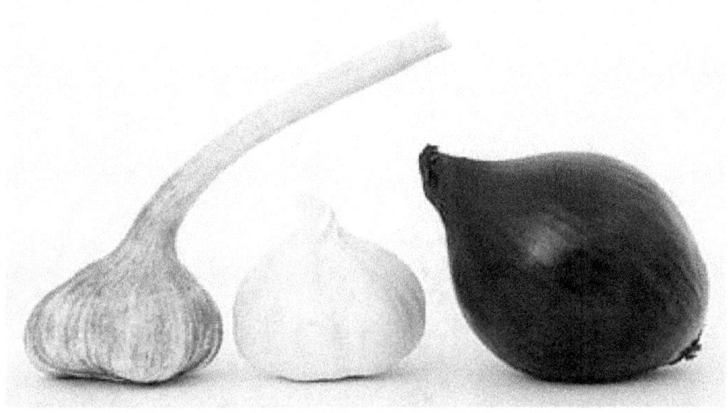

**4. JUGO DE LIMÓN.** Ayuda a evitar que la mucosidad se acumule en los bronquios, mejorando la respiración y limpiando el aparato respiratoria de bacterias y gérmenes que dificultan el paso del aire.

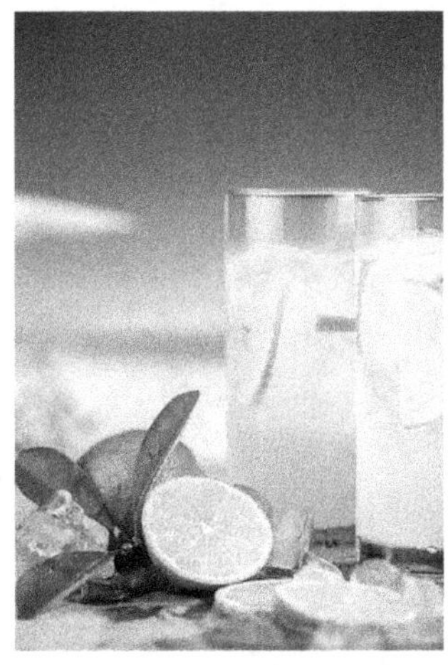

# RECETAS NATURALES No. 5-6:

**5. MIEL.** Es un expectorante y antiinflamatorio natural que ayuda a eliminar las flemas. Es  útil para sacar el moco que se acumula en las vías respiratorias y bloquea el flujo de aire  que podría desencadenarse o agravar un ataque de asma.

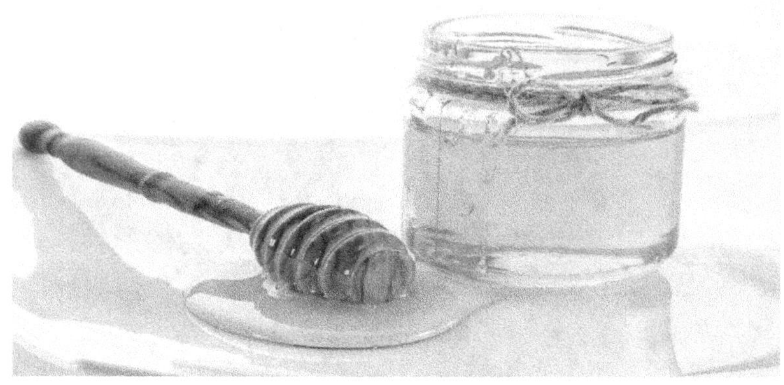

**6. GINKGO BILOBA.** La hoja inhibe una sustancia que se encuentra en los pulmones y provoca la inflamación de las vías respiratorias. Actúa como bronco dilatador y reduce la inflamación, por lo que se recomienda tomar dos veces al día una infusión de hojas de Ginkgo biloba.

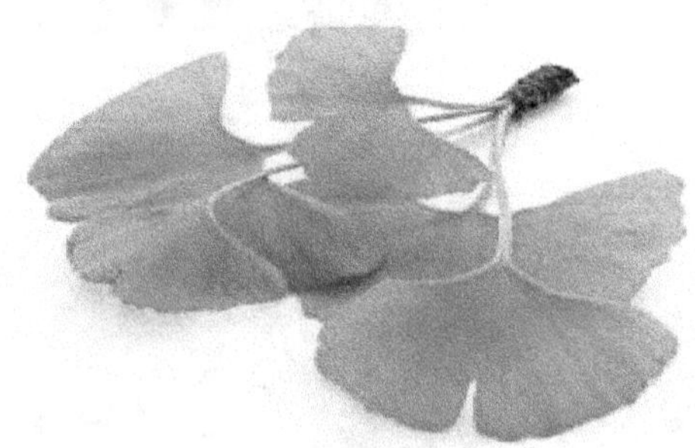

# RECETAS NATURALES No. 7-8:

**7.** **CÚRCUMA.** Es una especia con propiedades antiinflamatorias y expectorantes, la cual ayuda a controlar naturalmente el asma. La cúrcuma tiene una acción protectora en el sistema respiratorio.

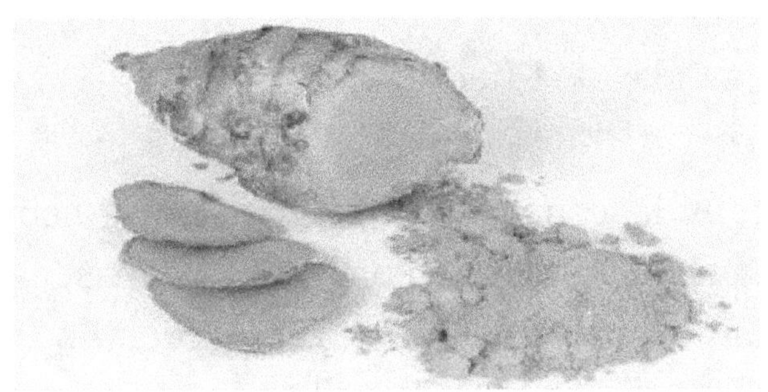

**8.** **TÉ VERDE.** Es una fuente natural de teofilina, la cual es una sustancia con acción  bronco  dilatadora que forma parte de numerosos fármacos usados para el tratamiento del asma.

Relaja los músculos que soportan los tubos bronquiales, y se usa para prevenir y tratar el resoplo, la respiración entrecortada y la dificultad para respirar.

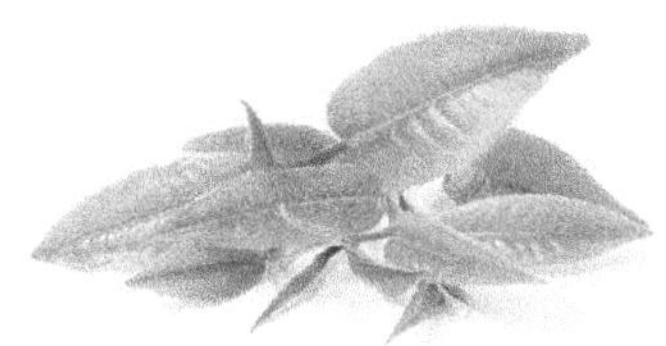

# Receta para curar el Asma para siempre:

## 1.- Receta de Rábanos, zanahoria, cebolla, limón y miel:

## Ingredientes:

- 1 Cebolla
- 3 Rábanos
- 1 Limón
- 1 Zanahoria
- 2 Cucharadas de Miel

## Preparación:

Quitamos la concha y la esquina de la cebolla, hacemos igual al rábano le quitamos solo las esquinas, les dejamos la concha, rallamos la zanahoria con el cuchillo para quitar la concha, picamos el limón en 2, rallamos los ingredientes con un rayador por el lado mas pequeño, y colocamos todo en una olla de tamaño mediano, la colocamos en la estufa a baño de maría, la tapamos, lo dejamos hervir durante 30 minutos, una vez pasado este tiempo, con una gasa, colocamos los ingredientes y vamos colando para exprimir todo el jugo que soltaron los ingredientes en el fuego, luego agregamos el jugo del limón, agregamos la miel, y colocamos en un envase de vidrio. Se toma 3 veces al día, esta receta podemos repetirla el tiempo que sea necesario, hasta que desaparezcan totalmente los síntomas del asma. Esta receta es efectiva para eliminar el asma de forma permanente.

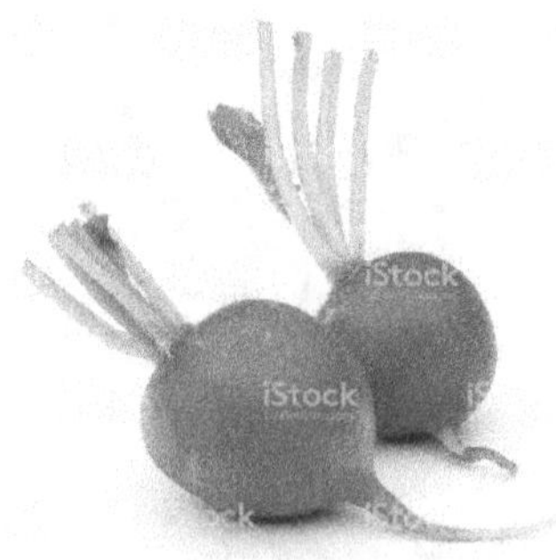

# CAPITULO 3

## BRONQUITIS

La **bronquitis** es la inflamación de los conductos bronquiales, las vías respiratorias que llevan oxígeno a los pulmones. Esta causa una tos que en forma frecuente presenta mucosidad. También causa dificultad para respirar, jadeo y presión en el pecho. Existen dos tipos de **bronquitis**: aguda y crónica.

**ASMA BRONQUIAL:** Enfermedad del aparato respiratorio que se caracteriza por una respiración anhelosa y difícil, tos, sensación de ahogo y ruidos sibilantes en el pecho, causada por la inflamación de los Bronquios.

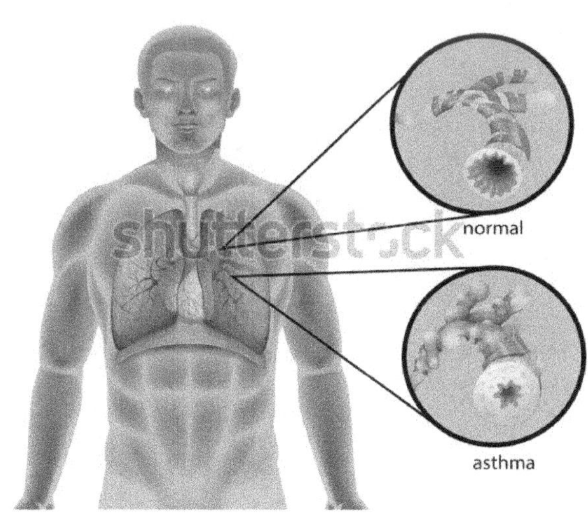


A continuación te entregamos varias Recetas para combatir la bronquitis y el Asma generada por ella.

# 1. RECETA PARA CURAR LA BRONQUITIS:

## Ingredientes:

1/2 taza de Leche
01 Cucharada de Miel
01 Cucharada de Mantequilla
01 Yema de Huevo
1/4 Cucharada de Bicarbonato de Sodio.

## Preparación Receta para la Bronquitis:

Se coloca a hervir la leche en una olla pequeña, se saca del fuego, luego se le agrega la de miel, la mantequilla, se mezclan bien, se le agrega la yema de huevo y el bicarbonato de sodio. Tomar 5 minutos antes de dormir.

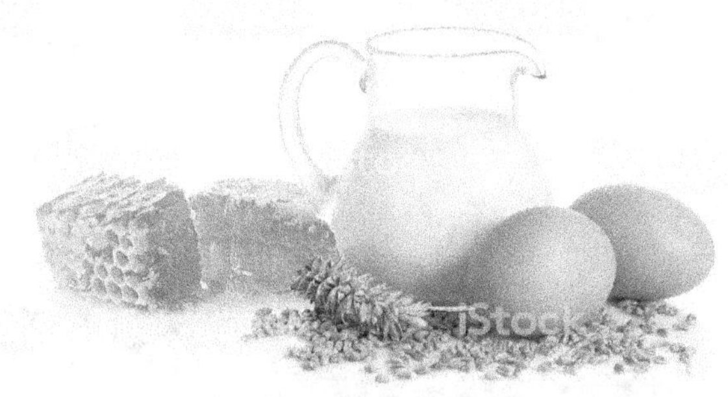

## 2. JUGO PARA COMBATIR EL ASMA:

**Ingredientes:**

- 03 Kiwi sin cascara
- 01 Manzana
- 01 Diente de ajo grande
- 01 Vaso de Agua
- 01 Cucharada de linaza molida.

**Preparación Jugo No. 2:**

Se licua todo, Se debe tomar tres (03) veces al día, cuando no tenga asma. Esta receta fortalece los pulmones.

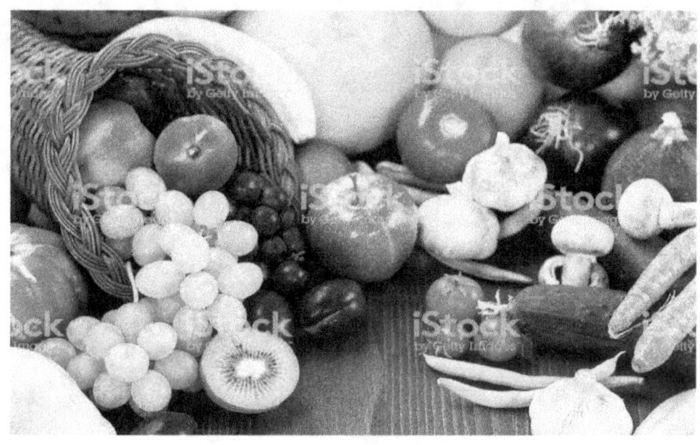

## 3.  RECETA  DE  LECHE DE AJO (CURA EL ASMA)

**Ingredientes:**

10 Dientes de Ajo
1/2 Litro de Leche
2 o 3 Cucharadas de Azucar

**Preparación:**

Hervir la leche hasta que la mezcla reduzca a la mitad junto con los ajos, colar y añadir el azúcar. Tomar tibio 3 veces al día.

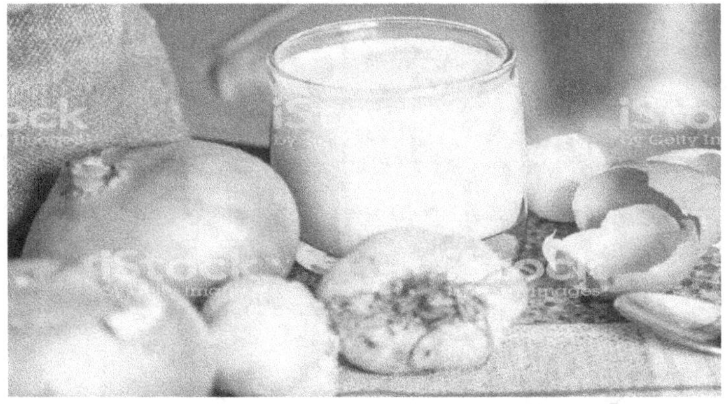

# 4. RECETA DE LOS TRES (3) MANGOS VERDES:

## Ingredientes:

03 Mangos Verdes
1/2 Cucharada de Clavos dulces y canela
2 Cucharadas de Miel

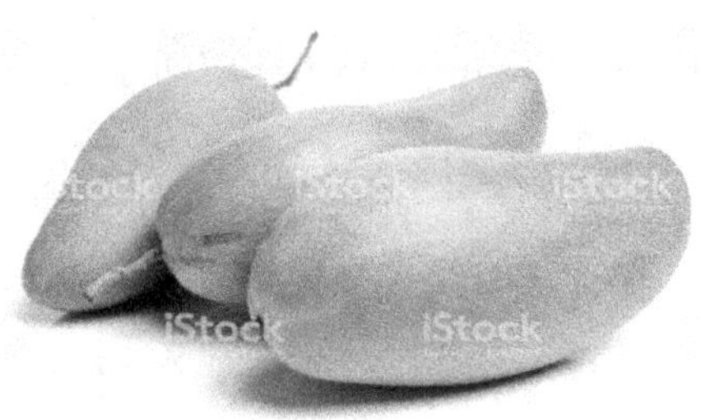

## Preparación  Receta de los Mangos Verdes:

En una olla mediana, colocar los mangos verdes,  agregar clavos dulces y  Canela, colocar agua a la olla que tape los mangos, poner a hervir y tapar hasta que el agua reduzca a la mitad,  una vez que el agua quede reducida, apagar el fuego, espera que enfríe, saca las semillas a los mangos y los clavos dulces, y licua. Reservar en un envase de vidrio. Tomar 3 veces al día, y repetir por tres meses mínimo, evalúa las mejoras en las crisis asmáticas, y determina si continuarlo por dos ó tres meses mas, de acuerdo al progreso que hayas obtenido.

# CAPITULO 4
# RINITIS-SINUSITIS:

Los síntomas de la **sinusitis** y de la **rinitis** son muy similares. La **rinitis** es una inflamación de las membranas mucosas de la nariz, mientras que la **sinusitis** incluye inflamación de los senos y de los conductos nasales, lo cual produce estornudos, picor, obstrucción, secreciones nasales y, en ocasiones, falta de olfato. Estos síntomas se presentan generalmente durante mas de 3 días consecutivos, es producido generalmente por virus, alergias o patógenos. También puede presentarse fiebre, en este caso, debemos ir al médico porque puede representar una infección que requiera tomar antibióticos.

## 1)    RECETA PARA CURAR LA RINITIS-SINUSITIS:

**Ingredientes:**

- Sal Marina
- 1 Gotero.
- 100 ml Agua hervida
- 100 ml agua filtrada

**Preparación:**

Se hace un lavado Nasal. Colocar 1/2 cucharadita de sal marina en 100 ml de agua hervida, luego se le agrega 1/2 taza  de agua filtrada, con esta mezcla de aguas se colocan 3 gotas en cada fosa nasal tres veces al día.

Esto afloja el moco y es mas fácil que lo expulses, de esa forma desaparezcan los mocos acumulados de la sinusitis o rinitis.

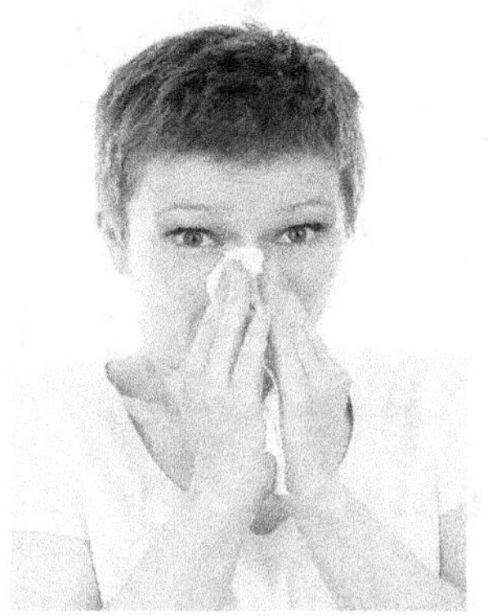

# RECOMENDACIONES PARA COMBATIR LA RINITIS – SINUSITIS:

**a) Para respirar mejor en caso de sinusitis:** En media taza de Vinagre de Manzana, agregar 1 cucharada de Miel, esta mezcla tomar 1 cucharadita 3 veces al día, además colocar 1 gotita en cada fosa nasal, esto hace que el moco se ponga mas flojo y salga mas fácil.

**b) Para calmar el dolor y la inflamación de los Senos paranasales:** se colocan media papa pelada recién sancochada dentro de una gasa, y así calentita se coloca sobre la parte de los senos paranasales y la frente, con toquecitos en las zonas afectadas del rostro.

**c) Para aumentar las defensas y prevenir que nos ataque la sinusitis preparar la siguiente receta:**

**Ingredientes:**

    01 Zanahoria.
    01 Beterraga o remolacha.
    01 Chile dulce.
    01 vaso de agua

**Preparación:**

Pelar la zanahoria y la beterraga, picarla en trozos, agregarla a la licuadora, junto con el chile dulce, licuar. Tomar en ayunas una vez por día, si es posible tomarla todo el año para mantener alta las defensas del organismo.

**d)**    Se recomienda también tomar **Fenogreco en capsulas**, (el contenido es de color amarillo, esto debemos tenerlo presente a la hora de comprarlo para adquirir el correcto), tomar una capsula diaria, ya que es una hierba especial que nos va ayudar a asimilar los nutrientes que contienen los alimentos que estamos consumiendo y por ende aumentan las defensas de nuestro organismo.

## RECOMENDACIONES:

**e)    Preparar también una infusión con Eucalipto, Romero y Tomillo**, una vez que hierva, la sacamos del fuego, nos inclinamos con una toalla alrededor de nuestra cabeza, para así respirar los vapores que esta infusión emana, esto nos ayudará a respirar mejor y descongestionarnos.